PROPRIÉTÉS

ET USAGE

DE L'EAU MINÉRALE

ANTIPUTRIDE ET SOUVERAINE

Pour la guérison des Maladies des hommes et de celle
du bétail, nommée *Épizootie*

PAR A. REBOUL AINÉ.

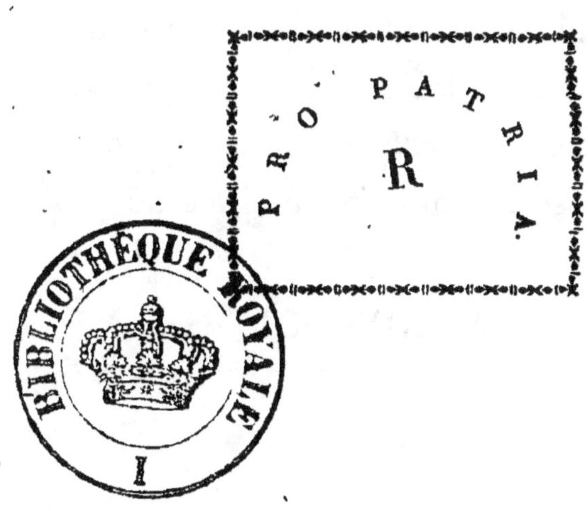

A PARIS,

DE L'IMPRIMERIE DE CHARLES, RUE DAUPHINE, N° 36.

———

1815.

AVANT-PROPOS.

L'EXPÉRIENCE avait déjà parlé en faveur du remède que nous annonçons au public, lorsque l'Assemblée nationale constituante crut, qu'il était de sa sollicitude paternelle de fixer un instant son attention sur un objet qui intéressait la santé des hommes et la conservation du bétail ; en conséquence, après un examen scrupuleux, elle approuva et autorisa par sa loi du 16 juin 1790, le débit de l'*Eau minérale antiputride* dont il s'agit, à cause de son efficacité et de son importance.

A. REBOUL AINÉ.

PROPRIÉTÉS

ET USAGE

DE L'EAU MINÉRALE ANTIPUTRIDE.

Cette découverte est le fruit d'une infinité d'expériences et de recherches ; c'est une combinaison particulière d'acides minéraux avec les acides et esprits végétaux. Ces produits similaires, en apparence, doivent se tempérer naturellement ; leurs propriétés réunies forment un mélange calmant et modéré à la manière des gouttes d'Hoffmann, dont la médecine fait un si grand usage. Ses qualités antiputrides sont au plus haut degré ; elles ont une manière d'agir qui tient de l'universalité, et qui les rend susceptibles d'être applicables dans beaucoup d'accidens urgens, au soulagement de l'humanité. On peut, à juste titre, mettre l'Eau minérale au rang des vrais remèdes domestiques.

Les maladies, de tous les temps, de tous les climats, sont les fièvres putrides, ou qui tendent à la putridité. L'Eau minérale arrête cette tendance funeste des liqueurs animales ; elle tempère l'effervescence du sang , elle rafraîchit , elle préserve , en un mot, des fièvres malignes si communes en France , principalement dans les campagnes , dans les environs des lieux marécageux et de tous ceux où il y a des eaux stagnantes.

Les gens de mer sont exposés à ces mêmes accidens et à beaucoup d'autres, au scorbut, aux ulcères , etc. Le remède déploie également avec énergie ses vertus salutaires et bienfaisantes ; on ne saurait faire des provisions plus importantes dans les vaisseaux , pour la santé de l'équipage et pour le garantir des fièvres ardentes des environs de la Zône Torride (1).

L'Eau minérale devient préservative et curative, suivant les circonstances, dans toutes les maladies contagieuses , telles que les fièvres de prison , d'hôpital , d'atelier , et de tous les

____

(1) L'inspecteur des hôpitaux des Iles-du-Vent assure que l'on sauvera , par l'usage de cette Eau minérale, dix mille personnes de plus , tous les ans , dans les colonies , attendu que , par ce moyen , l'on n'est point épuisé par les sueurs , ni tourmenté par la soif, que l'on empêche la raréfaction du sang et son alcalescence , qui rend les maladies mortelles dans les pays chauds, qu'on évite aussi par-là la multitude des saignées , qui épuisent les malades , et entraînent la prostation totale des forces de la nature.

lieux , en un mot où se trouvent renfermés un grand nombre d'hommes.

Par une conséquence naturelle, l'Eau minérale devient un procédé certain, pour empêcher la corruption de l'eau dans les voyages de long cours ; celle qui est déjà altérée est rendue potable. On sait combien les armées de terre et de mer sont exposées aux inconvéniens des mauvaises eaux stagnantes et putréfiées par l'emploi de ce moyen simple ; les soldats et les matelots ne seront plus atteints de la contagion des fièvres qui sont les suites inévitables de leur usage. Plus dispos et plus forts , ils seront aussi plus propres à résister aux intempéries des saisons et aux fatigues de la guerre.

Les fièvres putrides , les dissenteries , sont les plus grands fléaux des armées. L'Eau minérale réunit des avantages d'autant plus précieux, qu'en conservant la santé et la vie des hommes , elle épargne à l'administration des sommes considérables.

Ces inconvéniens avaient été fortement sentis par les Romains , qui ont mis en usage des préparatifs à-peu-près semblables. L'expérience et la nature les avaient conduits à cette connaissance ; leurs armées , presque toujours exposées à la contagion dans les climats brûlans de l'Asie et de l'Afrique , faisaient une grande provision de vinaigre avant de se mettre en campagne (1).

Les acides sont tempérans, ils conviennent toutes les fois qu'il existe une chaleur contre nature, et par cette raison, on ne peut s'en passer dans les fièvres, en général, et dans toutes sortes d'inflammations. Les acides modèrent l'excès de la chaleur du sang, en s'opposant à toutes tendances à la putridité; l'eau pure ne désaltère point, dans ces cas elle irrite davantage la soif, en augmentant ce degré d'échauffement par la corruption des humeurs dans ces maladies malignes, caractérisées par l'abattement de l'âme et la prostration des forces.

On trouve chez tous les peuples dc la terre une même méthode, une même pratique, sous différentes formes, ou sous différentes dénominations. Les Turcs font un grand usage d'une composition particulière, acide connu sous le

____

(1) *L'Acetum* des armées romaines était un acide ou un vinaigre particulier, dont on a cru le secret perdu. Les plus grands capitaines ont suivi cet exemple, et n'ont dû leurs succès qu'à cette méthode qui conservait la santé vigoureuse de leurs soldats. Voyez *les Commentaires de Jules César, et les Campagnes du maréchal de Saxe.*

A qua cruda in morbis accutis facit inter inundationem, neque sitim sedat, sed irritat, etc. Hipp. *de morbis accutis inundationem.*

nom de *sorbet*... Ils gardent cette boisson agréable en poudre, surtout celle d'Alexandrie, qui est la plus estimée, et que le commerce transporte dans tout l'Empire.

Ces observations prouvent, que le cultivateur exposé à une chaleur brûlante de l'été, et le soldat épuisé par les fatigues inséparables de la guerre, sont préservés des maladies putrides, par l'usage des boissons acides ou spiritueuses : c'est la misère et ce manque de provisions dans les campagnes et dans les armées, qui sont presque toujours la cause des maladies épidémiques. Les acides et les liqueurs fortes deviennent tempérantes, dès qu'une déperdition excessive occasionne l'anéantissement, la chaleur et la décomposition des humeurs. Les travaux de force exigent donc l'usage des acides.

L'Eau minérale guérit et préserve des maladies soporeuses et convulsives, des tremblemens, des coliques minérales auxquelles les peintres, les ouvriers des mines, les forgerons, les fondeurs, les potiers de terre, sont fréquemment exposés.

L'Eau minérale divise les glaires de l'estomac, les chasse par les urines, et prévient par-là les indisgestions, les attaques d'apoplexie, si familières chez les personnes épaissies et glaireuses. Le régime le plus salutaire, en pareil cas, consiste à boire, tous les jours, à jeun, deux verres de cette eau préparée. Ce sont encore les acides préparés avec précaution, qui arrêtent le cours des hydropisies, et de toutes les infirmités familières à un âge avancé. On fait un usage habituel de cet acide, même pendant le repas, avec le vin, pour dissoudre les graviers, et empêcher la formation de la pierre (1).

Dans les maladies de langueur; la consomption anglaise, le marasme, l'atrophie, dans toutes les maladies qui viennent de l'appauvrissement du sang, on prend l'Eau minérale, coupée avec le lait, par partie égale, ayant l'attention de joindre à ce régime, les alimens incrassans, les farineux, les bouillons de tortue, de grenouilles, de mou de veau, etc. etc. etc.

Les maladies de l'esprit, les affections nerveuses, convulsives, etc, sont du ressort de l'Eau minérale, elle réussit par elle-même et aide infiniment l'action des autres remèdes.

Les personnes célibataires sujettes aux vapeurs, dans un état cachétique et languissant, trouveront un préservatif dans l'usage de l'eau minérale, en remédiant aux maux d'estomac, en levant les obstructions et dissipant les enflures.

---

(1) Le célèbre Court de Gebelin, auteur du monde primitif, fut guéri de la pierre par l'usage des acides combinés.

C'est une boisson agréable et rafraîchissante, on en peut faire habituellement usage. Outre qu'elle a le goût agréable d'une petite limonade, elle est merveilleuse pour entretenir la santé. On peut la mêler avec le vin aux repas , et l'usage qu'on en fera, ne peut être que bien avantageux.

Les fleurs blanches , les pâles couleurs, les pertes , les laits répandus, sont guéris radicalement par l'usage de cette Eau , en boissons copieuses, en injections , soir et matin , de temps à autre , et en remèdes. Les femmes en général, en éprouveront les plus heureux succès en l'employant journellement à leur toilette, préparée comme pour boire. Les femmes enceinte peuvent , sans courir aucun danger, faire usage de cette boisson.

Les personnes qui font beaucoup d'exercice, en prendront deux verres le matin à jeun, pour empêcher l'épuisement de leurs forces et prévenir les maladies.

A la suite de toutes les maladies , la convalescence est ordinairement longue et pénible : l'on se rétablira merveilleusement, par l'usage de l'Eau minérale coupée en partie égale avec le lait froid ou chaud , suivant les circonstances, le goût, ou les indications des médecins , même pendant le repas avec le vin.

Lors de l'éruption de la petite vérole, il faut

en faire prendre aux malades dans la plus grande abondance, surtout pendant les trois premiers jours de l'éruption : cette boisson rafraîchissante éteint le foyer de la chaleur, qui est le principe de la maladie, rend toutes les parties plus souples, par l'humidité qu'elle y répand. Elle sert à défendre les fibres de la peau, elle facilite, en un moment, l'éruption la plus prompte et la plus heureuse.

Les enfans, depuis leur sevrage jusqu'à l'âge de dix ans, deviennent forts et robustes, par l'usage d'une tasse de cette eau sucrée, coupée avec quantité égale de lait pour leur déjeûner et un peu de pain : on les garantira, par-là, des maladies des vers, de la nouure et des indigestions.

Les personnes des deux sexes, attaquées de la poitrine, se trouveront grandement soulagées par ce simple régime.

L'Eau minérale est également un remède spécifique pour toutes les plaies, coupures, blessures, brûlures, engelures, ulcères, dartres, érésipèles, gales, teignes, humeur froides, etc., etc. Ces maladies se guérissent quand on emploie l'Eau minérale pour boisson ordinaire, et que l'on lave et fomente les parties malades, en renforçant progressivement l'Eau, et appliquant sur les plaies une compresse imbibée, et la tenant, autant que faire se pourra, toujours humide.

Plusieurs personnes se sont trouvées parfaitement soulagées de la goutte, par la boisson habituelle de deux verres d'eau le matin à jeun, et des compresses imbibées sur les parties douloureuses.

Dans les affections vénériennes, les boissons copieuses et l'usage externe de l'Eau minérale, purifie singulièrement la masse générale des humeurs. Les personnes qui ont éprouvé les suites funestes du mercure, ont été soulagées par la boisson copieuse de l'Eau minérale.

Préparation de l'Eau minérale.

Pour la boisson des personnes de tout sexe et de tout âge, il faut mettre dans une pinte d'eau de fontaine ou de rivière, mesure de Paris, une cuillerée et quart, à bouche, d'Eau minérale, agiter un peu la bouteille pour que le mélange se fasse.

La préparation est la même pour les injections, et pour les remèdes ou lavemens.

Pour la boisson ordinaire, on peut y ajouter un petit morceau de sucre, ce qui forme une limonade douce et agréable. Le miel fait le même effet que le sucre; et alors il faut faire bouillir le miel avec l'eau commune et l'écumer, laisser refroidir, et y mettre après la cuillerée et quart d'Eau minérale.

En général, en santé comme dans les maladies, on peut en boire à sa soif dans tout le jour, mouiller son vin avec cette eau préparée à ses repas : dans ce dernier cas, il est inutile d'y mettre ni sucre, ni miel. La quantité plus ou moins grande de cette boisson ne peut jamais nuire. On observera seulement qu'il est important d'en boire deux verres le matin à jeun pour entretenir la santé. Dans les maladies ordinaires, une peinte à jeun peut suffire ; dans les maladies inflammatoires, deux pintes, et plus, suivant la soif du malade. Cette boisson remplace toutes les tisanes. On sera étonné de la quantité de bile et de glaires que les malades rendront par les urines ; c'est pourquoi il est nécessaire de se purger de temps à autre, et surtout après la première quinzaine, avec les bols préparés, énoncés ci-après.

L'usage d'une pinte d'eau par jour préservera les matelots qui périssent en arrivant dans les pays chauds.

L'Eau minérale rétablit à la minute l'eau qui se corrompt, et précipite les vers au fond des barriques. Pour exécuter cette opération, il suffit de mettre l'Eau minérale, à raison d'une cuillerée et quart à bouche, par pinte, dans chaque barrique, la rouler pendant quelques minutes, laisser reposer l'eau et la transvaser.

On peut prévenir la corruption de l'eau, que

l'on embarque , en mettant dans les barriques , une cuillerée et quart d'eau minérale par chaque pinte d'eau.

Préparation de l'Eau minérale pour topiques.

En général , pour tous les usages extérieurs , une cuillerée et quart suffit, pour une pinte d'eau, pour les premiers pansemens; à fur et à mesure que la guérison s'opère, on augmente peu à peu la dose de la liqueur , et on peut même la porter jusqu'à cinq cuillerées par pinte , surtout pour les blessures tranchantes, dix pour les brûlures, quinze pour la gale, teigne et humeurs froides.

On peut aussi laver les engelures avec moitié d'Eau minérale et moitié d'eau ordinaire.

Lorsque les premières douleurs de la goutte commençent à se faire sentir , il faut imbiber une compresse avec moitié Eau minérale et moitié eau de fontaine ou de rivière, l'appliquer sur la douleur , avoir grand soin de la tenir toujours humide. Les malades prendront, habituellement , dans ce dernier cas , deux verres d'eau préparée à l'ordinaire le matin à jeun , et mouilleront leur vin avec cette eau. Ils parviendront ainsi , par ce simple régime , à prévenir les rechutes. Dans les crises , ils en boiront avec la plus grande abondance.

Par rapport aux cors des pieds , on les lave, on les laisse tremper, on coupe la superficie du cor ; après cette précaution préliminaire , on imbibe d'Eau minérale pure une boule de charpie qu'on applique sur la partie affectée, qu'on couvre même de doubles compresses de linge mi-usé, imbibées d'un mélange par moitié d'Eau minérale et d'eau commune. On renouvelle cette opération le soir et le matin.

Il est à observer que dans tous les cas où l'on se servira du topique , il est indispensable de faire usage d'Eau minérale pour boisson.

Préparation de l'Eau minérale par le lait.

Mettez dans une quantité de lait, autant d'eau minérale préparée comme pour boire ; faites chauffer le tout au bain-marie , pour éviter que le lait ne se caille ; il faut mettre le lait et l'eau préparés ensemble à froid : vous y ajouterez du sucre ou du miel , même du sirop quelconque suivant le goût. On doit donner la préférence au sucre.

Préparation de l'Eau minérale pour les maladies vénériennes.

Dans ces sortes de maladies , tant internes qu'externes , il faut mettre une cuillerée et quart d'Eau minérale dans une pinte d'eau, en boire une bouteille à jeun , et ne faire usage d'autre boisson dans le courant du jour , si ce n'est aux repas qu'il faut tremper son vin avec la même eau. Il est important de se purger le neuvième, le treizième et le quinzième jour, dans tous les cas. Si c'est un écoulement, il doit cesser au dix-huitième jour. Immédiatement après cette époque, on se purgera ; on prend ensuite des injections le soir et le matin, en continuant la boisson pendant quelques mois avec l'eau préparée à l'ordinaire, pendant tout le jour à jeun et à ses repas ; on se purgera tous les mois.

Dans les maladies externes, il suffit de mouiller une compresse et de l'appliquer dessus, après y avoir mis de la charpie imbibée d'eau, avec cinq cuillerées d'Eau minérale dans une pinte d'eau.

Bains.

Les personnes attaquées de rhumatismes, douleurs, maladies de peau en général, feront bien de prendre des lotions chaudes, avec deux cuillerées et demie d'Eau minérale par pinte d'eau, en étuvant les parties affectées. Les malades ne tarderont pas à sentir des effets surprenans de cette méthode, principalement indiquées dans toutes les affections scorbutiques ; lorsque les maux sont parvenus au dernier degré de violence, il est essentiel de prendre des bains entiers, au degré de chaleur convenable, en mettant une bouteille et quart d'Eau minérale par seau d'eau. Dans les maladies de peau, dartres, gales, etc., une demi pinte par seau suffit, et même moins, suivant les circonstances. Ces bains sont spécifiques en général, et nécessaires pour les douleurs, rhumatismes et maux vénériens.

Manière de se servir du Purgatif.

Le purgatif que nous annonçons n'est autre chose que le jalab, mis en bols pour en faciliter l'envoi. On peut les manger comme des dragées, et boire immédiatement après un grand verre d'Eau préparée. On peut aussi délayer les bols dans un vase avec un poisson ou roquille d'eau tiède, aussi préparée, y ajouter un petit morceau de sucre, ou une cuillerée de miel, et le prendre comme une médecine ordinaire.

La dose ordinaire pour les deux sexes est de six bols ; les tempéramens forts peuvent en prendre sept ou huit, au plus. Les personnes faibles quatre ou cinq seulement. Les jeunes personnes la même dose, et les enfans deux ou trois, suivant l'âge et la force du tempérament.

Dans certaines maladies comme vénériennes, dartres, gales, humeurs froides, corruption du sang, on fera très-bien d'en prendre, de temps à autre, un tous les jours, le matin, jusqu'à la concurrence de neuf, et trois jours après, prendre la dose ordinaire pour médecine.

L'Eau minérale entraînant les glaires, les humeurs et la bile par le canal de l'urètre, nous engageons les personnes qui feront usage des eaux minérales, même pour entretenir la santé, à se purger de temps à autre, principalement dans les commencemens, au milieu, et à la fin, pour faciliter un libre cours aux humeurs.

Pendant le temps de l'évacuation, l'eau minérale préparée suffit pour boisson, à l'exclusion de toutes les autres, si ce n'est, si on le juge à propos, deux ou trois bouillons coupés.

Eau minérale antiputride pour les maladies contagieuses du bétail, nommée Epizootie.

Pour la guérison des chevaux, l'eau antiputride a opéré les choses les plus étonnantes.

Un cheval de prix avait un grand ulcère au garot, avec carie aux vertèbres, et un commencement de gangrène au tendon cervical. Ce cheval avait été traité trois mois sans succès.

L'Eau antriputride a arrêté la gangrène, exfolié les os, et le cheval a été guéri en moins d'un mois.

Un cheval de poste ayant été dangereuse-
ment blessé, il s'était formé plusieurs corps,
où la matière concentrée avait produit la gangrène : on décharna sur-le-champ tout le côté
du dos, hors du montoir, de sorte que l'on
voyait les côtes à découvert ; on lava la plaie
avec de l'eau antiputride, on y mit ensuite
des compresses qui en étaient imbibées, et qui
étaient humectées de deux heures en deux
heures, le lendemain on leva les compresses,
auxquelles on trouva toutes les chairs baveuses,
et le pus attaché ; on continua de laver les plaies
et d'appliquer les compresses ; et, dans six
semaines, ce cheval destiné à l'écorcheur,
reprit son service.

Plusieurs chevaux poussifs ont été guéris par
la boisson de l'eau antriputride.

Dans les violentes coliques où le cheval ne
peut se tenir ni couché, ni debout, deux cuillerées d'eau antiputride pure, dans une bouteille d'eau, peuvent guérir le cheval dans une
heure.

A l'égard des plaies récentes, il n'est question
que de les bien laver et nettoyer, y appliquer
des compresses, que l'on tiendra surtout dans
les commencemens, toujours humectées, pour
obvier à la suppuration.

On dira ci-après la manière de préparer l'Eau

antiputride , pour les chevaux , les bêtes à cornes et à laine.

Propriété de l'Eau antiputride pour guérir le bétail à cornes et à laine , des maladies contagieuses et pestilentielles.

L'Epizootie est un fléau qui a désolé tant de provinces , que la preuve est bien acquise, que c'est une maladie contagieuse et pestilentielle. Les expériences faites par ordre du gouvernement , l'ouverture de plusieurs cadavres , le rapprochement des symptômes qui caractérisent cette maladie , tout a constamment offert le même résultat , sans variations , c'est-à-dire, l'inflammation de la gorge et des poumons, sans aucune autre partie enflammée, comme les viscères du bas ventre et le cerveau ; ce qui a fait caractériser cette maladie de *péripneumonie angineuse pestilentielle* , qu'on entend mieux par *esquinancie.*

Étant démontré, par l'ouverture des cadavres, et par les différentes observations , que l'*Epizootie* est, dans son espèce, une *péripneumonie angineuse pestilentielle* , c'est-à-dire, une inflammation de la gorge et du poumon, pour que cette inflammation soit curable, il faut connaître, 1° la manière dont elle se forme, 2° quels sont ses progrès, pour juger du temps dans lequel elle peut être guérie par des secours

appropriés ; 3° du temps enfin où il n'y a plus
rien à espérer.

Cette maladie a deux époques de courte durée,
et passé lesquelles elle ne peut plus guérir, parce
qu'alors la suppuration du poumon ulcéré est éta-
blie, et qu'elle est bientôt suivie de la gangrène
et de la mort. Dans la première époque, qui ne
dure que trois jours, les symptômes sont le fris-
sonnement, la tristesse, l'indolescence, la fièvre,
la langue blanchâtre. Dans la seconde, les symptômes apparens sont la toux, l'oppression, le
larmoiement, la perte absolue de l'appétit, la
sensibilité du dos.

Si l'on fait attention que l'espèce de la maladie du gros bétail est particulière à la gorge et au
poumon et laisse intactes toutes les autres parties de l'animal, on doit en conclure qu'elle n'est
contagieuse que par les organes de la respiration
et de la déglutition, où elle a son siège, et que
ce n'est que par les miasmes qui portent direc-
tement leur action sur ces parties essentielles à
la vie, à la faveur de la respiration, que la
maladie se communique, ainsi que les expériences, dont on parlera ci-après, l'ont prouvé.

Dans la première époque, par l'inflammation
de la gorge et du poumon, où le sang s'arrête
insensiblement dans les vaisseaux, les battemens du cœur et des artères portent contre les
obstacles que la stagnation du sang leur pré-

sente, allument la fièvre, distendent les vaisseaux artériels, accélèrent le cours du sang, et
en augmentent considérablement le volume
par la raréfaction; alors les nerfs sont tiraillés,
les tuyaux lymphatiques voisins s'engorgent de
sang, ce qui produit dans le corps de la partie
enflammée la tumeur, la rougeur, la douleur
et la pulsation, qui en forment le caractère; si
les remèdes ne peuvent détourner cet arrêt du
sang, les battemens des artères le changeront,
ou en suppuration, ou eu gangrène, après le
troisième jour de la formation de la tumeur.

De ce tableau simple et naturel, de la formation graduelle de l'inflammation, on jugera,
sans peine, que la guérison doit s'opérer dans
le cours de la première époque, et dans les
premiers jours de la seconde, où le chyle
gangréneux ne peut pas être assez formé pour
rendre la maladie incurable.

La stagnation du sang commençant à la
première époque, est l'effet de l'alkali volatil
pestilentiel, qui a porté son action sur la gorge,
et, en l'échauffant, y a facilité cette stagnation
du sang, qui est devenu épais et coaneux par
l'excessive chaleur; ensuite l'air extérieur plus
froid, à raison des parties enflammées, achève
de fixer l'inflammation, en resserrant les pores,
et en s'opposant à la transpiration naturelle et
ordinaire de ces parties.

En considérant ce temps d'inflammation, où la dilatation des différens vaisseaux sanguins et lympathiques n'est point encore avancée, on doit juger les saignées très-convenables, pour désemplir les vaisseaux, relâcher le tissu des parties enflammées, qui sont la gorge et le poumon, et donner au sang la liberté de circuler. Mais si l'on n'employait que les saignées, on ne réussirait pas, parce que l'alkali volatil qui a passé dans le sang, et qui continue à y entretenir le feu, qui rend la lymphe toujours plus coaneuse, ferait que les saignées ne serviraient qu'à retarder les derniers effets de l'inflammation, sans la détruire.

Pour seconder donc le but des saignées réitérées de six en six heures, il faut, dans les premiers jours de la maladie, donner de trois heures en trois heures, une boisson délayante, résolutive, rafraîchissante et acide, pour abattre la fièvre, faire cesser la fréquence des battemens du cœur et des artères, prévenir la dilatation des vaisseaux, laver, rafraîchir et résoudre les liqueurs épaisses qui peuvent s'y être arrêtées, et qui n'ont pu prendre, par leur trop grande consistance, le cours que la saignée leur aurait procuré. En même temps donc que l'on fait les saignées, il faut, de trois heures en trois heures, donner trois pintes d'eau chaude, préparées comme ci-après, au bétail, et continuer jusqu'au troisième jour de la seconde époque ; on sera assuré de remplir les vues que l'on vient de détailler, pour sauver les animaux attaqués de l'épidémie ou *épizootie*.

« *Prenez douze pintes d'eau chaude, mêlez-*
» *y une pinte d'eau, dans laquelle on aura*
» *fait bouillir une once de crême de tartre ;*
» *ajoutez-y une once de fleur de souffre, un*
» *demi-septier de bon vinaigre, demi-livre de*
» *miel commun, et enfin, douze cuillerées*
» *d'eau antiputride pure, qui feront la base du*
» *remède et de la guérison ; agitez le tout avec*
» *un bâton, et donnez-en chaque fois trois*
» *pintes à boire à l'animal malade de trois*
» *en trois heures, pendant les deux premiers*
» *jours du traitement, et les trois jours sui-*
» *vans, on n'en donnera que deux pintes de*
» *quatre heures en quatre heures, pour perfec-*
» *tionner la guérison. Il faut prévenir le der-*
» *nier période de la seconde époque, qui serait*
» *sans remède.* »

On peut donner quelques lavemens avec demi-once de nitre, et deux onces d'huile de lin ou autre, et une cuillerée d'eau antiputride.

Il ne faut pas donner à l'animal d'autre nourriture que de la farine et du son détrempé avec de l'eau antiputride, préparée comme la boisson ; et, jusqu'à ce que l'appétit soit revenu, il faut laver la langue et la gorge avec un linge trempé dans du lait, avec un tiers de vinaigre, pour rafraîchir, adoucir la gorge , et détacher la salive épaisse, arrêtée dans les glandes , et la rendre propre à pénétrer les molécules des alimens.

Voilà la route à tenir, tant dans la première époque que dans la seconde , et en la suivant exactement, on en obtiendra les plus brillans succès.

Par le court exposé que l'on vient de faire, l'on voit que la maladie épidémique du bétail , est une *peripneumonie angineuse*, ou inflammation de la gorge et du poumon , causée par les miasmes pestilentiels répandus dans l'air , qui sont continuellement respirés par le bétail; que cette maladie a deux époques distinctes , par les symptômes différens qui les accompagnent ; qu'elle est curable pendant le cours de ces deux époques, mais beaucoup plus facilement à la première qu'à la seconde ; enfin , on a prescrit les remèdes, et le régime à employer pour opérer la guérison. On va voir pourquoi elle est incurable après la seconde époque.

L'incurabilité de *l'épizootie*, après la seconde époque , n'est pas douteuse, parce qu'alors l'inflammation est entièrement résolue en tumeur chyleuse gangrenée , tombée en suppuration par les efforts cent fois redoublés des battemens du cœur et des artères , qui ont forcé le sang arrêté de pénétrer jusques dans les vaisseaux lympathiques, collatéraux, où la tumeur chyleuse était formée, et y a absolument détruit la partie, où l'inflammation s'était formée, c'est-à-dire, le poumon : or, si le poumon et la gorge ont été réduits, en pareil cas, dans l'*épizootie*, il n'est pas possible de supposer qu'il y ait pu régénérer les parties détruites pour les remettre dans leur premier état. L'ouverture des cadavres a prouvé que ces parties étaient entièrement détruites et par conséquent qu'il était impossible de les rétablir dans leur premier état.

Propriété de l'Eau antiputride pour préserver le bétail des effets de la contagion.

L'alkali volatil et brûlant, qui, par la respiration, agit immédiatement sur la gorge et sur le poumon, l'enflamme et le détruit, étant la vraie cause de la maladie, le préservatif infaillible pour prévenir les impressions continuelles de cés mêmes alkalis contagieux qui forment la *péripneumonie* et *l'esquinancie*, sont les boissons rafraîchantes, chargées d'acides végétaux et minéraux mêlés ensemble, et qui sont les contraires et les ennemis des alkalis volatils. Or, si au moment qu'ils font impression, en passant par la voie de la respiration, les boissons acides qui doivent être données, soir et matin, au bétail sain que l'on veut préserver,

détruisent ces mêmes impressions, et neutra-
lisent les alkalis qui peuvent avoir passé dans
le sang, il ne sera pas possible que le bétail
prenne la maladie, parce que l'inflammation de
la gorge sera à tout moment prévenue par l'a-
néantissement de la cause alkaline qui pouvait
seule la produire.

Lors donc que la maladie épidémique se
déclare dans le canton, il faut prendre douze
pintes d'eau fraîche, y jeter douze cuillerées
d'eau antiputride pure, bien remuer le tout,
pour le mélanger, et en faire avaler à l'animal,
de gré ou de force, deux pintes le matin, autant
le soir, et dans le cours de la journée, au moins
une pinte chaque fois. On ne risque rien d'excé-
der ces quantités ; plus il en boira, mieux ce
sera. Il faut si l'on peut, le tenir hors de son
étable, parce que les miasmes pestilentiels s'y
accumulant sans cesse, y restent concentrés,
au lieu que dehors, l'air les agite et les promène,
et s'il survient quelques pluies, elles en affai-
blissent la malignité.

Les expériences qui ont été faites, et dont
on va rapporter quelques-unes, prouvent jusqu'à l'évidence que les acides combinés sont les
seuls préservatifs de *l'épizootie*.

Première épreuve. On fit prendre à une vache
saine le préservatif, et deux heures après, on
l'introduisit dans une étable où il y avait une
vache pestiférée ; la vache saine fut parfaite

ment préservée à la faveur de la boisson, qui lui fut donnée soir et matin ; la vache malade mourut au bout de quatre jours ; on fit séjourner la vache saine trois jours encore dans l'écurie pestiférée, pour éprouver mieux la force et la vertu des acides préservatifs.

Deuxième épreuve. Quelques jours après, on introduisit cette même vache, qui était très-bien portante, dans une étable où il y avait deux vaches pestiférées ; on priva cette fois-ci la vache bien portante de tout préservatif, elle prit la maladie et mourut. Ce fait ne sert qu'à prouver l'efficacité des acides , puisque cette seconde épreuve n'avait été faite sur la même vache, que pour s'assurer si cette même vache, qui avait été préservée dans la première épreuve, était susceptible ou non de prendre la maladie ; mais comme elle prit la maladie, et qu'elle en mourut, il résulte de cette épreuve opposée à la première, que le préservatif est certain.

Troisième épreuve. Une vache saine fut introduite dans une écurie, où il en était mort plusieurs ; l'infection de cette écurie était des plus fortes ; la vache saine au moyen du préservatif qui lui était donné trois fois par jour, a séjourné pendant dix-sept jours dans cette étable ; et, pendant ces dix-sept jours, il est mort à côté d'elle, plus de vingt vaches ou bœufs, elle en est sortie grasse et bien portante.

En voilà suffisamment pour établir et prouver que les acides combinés sont les seuls et vrais préservatifs contre l'*épizootie.*

Préparation de l'Eau minérale pour les maladies et les blessures des chevaux.

Dans le traitement des maladies et le pansement des plaies et écorchures des chevaux, il faut toujours une cuillerée et quart à bouche, d'Eau minérale pure sur une pinte d'eau, même une cuillerée et trois quarts, si la plaie que l'on veut panser est menacée de la gangrène; on adoucit à mesure que la plaie se guérit, mais dans le cas où le cheval se trouverait attaqué de ces colliques violentes, où l'animal se roule par terre, on peut en mettre deux, trois ou quatre cuillerées à bouche, sur une pinte d'eau.

Préparation pour la boisson des bœufs, vaches et moutons.

La préparation est de trois quarts de cuillerée à bouche par pinte d'Eau. Il faut faire attention qu'un bœuf buvant six fois au moins autant qu'un homme, le bœuf aura bu trois cuillerées et trois quarts d'Eau minérale pure dans six pintes d'eau, tandis qu'un homme n'en aura bu que trois quarts de cuillerée dans sa pinte.

Dans les lavemens, on emploiera l'Eau préparée comme pour la boisson.

AVERTISSEMENT.

L'Eau antiputride se conserve bien bouchée, autant d'années que l'on veut, sans que sa qualité en soit altérée.

L'on en compose un punch admirable et rafraîchissant, en y ajoutant du *Rhum*, du *Rach* ou de l'*Eau-de-Vie*, dans ce cas on proportionne l'Eau minérale, que l'on prépare à cet effet suivant le goût et la quantité que l'on veut en faire.

L'Eau minérale est en bouteilles de demi-septier : elle se paye 3 fr. à Paris, et 3 fr. 60 c. dans les départemens, et pour la commodité des voyageurs, il y a des bouteilles de pinte et de chopine, qui se payent proportionnellement.

Chaque bouteille portera l'étiquette suivante :

Eau minérale antiputride et souveraine, dont une cuillerée et quart à bouche suffit sur une pinte d'eau ordinaire pour boisson.

L'on accordera une remise honnête aux personnes qui, en France et dans l'Étranger, désireront tenir un entrepôt de cette Eau, lesquelles seront munies d'un pouvoir à cet effet.

L'on ne recevra que les lettres affranchies.

S'adresser à A. Reboul aîné, rue Comtesse d'Artois, n° 28, ou au dépôt général, chez Charles, rue Dauphine, n° 36.